Gundermann

GLECHOMA HEDERACEA

Wohltuendes aus der Natur

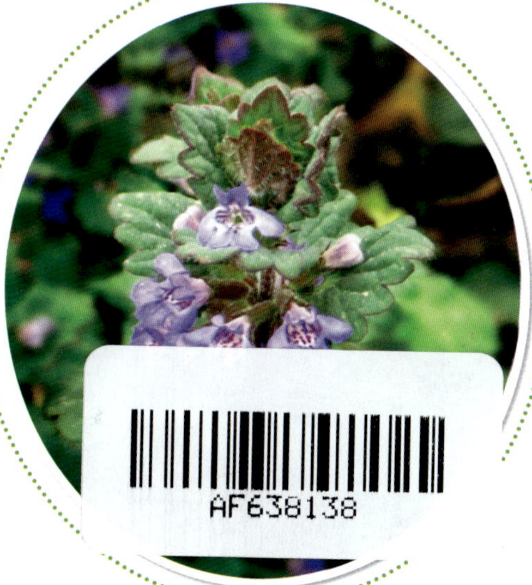

tosa

Inhalt

Vorwort ... 3
Steckbrief ... 5
Einleitung ... 7
Vorkommen ... 11
Beschreibung ... 12
Verwendungsmöglichkeiten ... 18
Das Sammeln von Kräutern ... 20
Konservierung und Aufbewahrung ... 24
Herstellung von Blütenessenzen ... 26
Medizinische Anwendung ... 30
Kochen mit Gundermann ... 41
- Kräutersuppe ... 42
- Gundermann-Kartoffelkuchen ... 44
- Unkrautlimonade ... 46
- Kräuterküchlein ... 48
- Neunerlei Kräuterpesto ... 49
- Bananeneis mit Gundermann ... 52
- Schokoladen-Gundermann-Blätter ... 54
- Lagerfeuer-Dessert ... 56

Weitere Aspekte des Gundermanns ... 58
- Astrologie und Pflanzenkunde ... 58

Gedicht ... 63

Vorwort

Wenn ich im Sommer um die Mittagszeit über sonnige Obstwiesen streife, dann kommt mir manchmal ein kleiner Duft entgegen – nicht aufdringlich und intensiv, aber eindeutig herb-aromatisch. Wenn ich dieser Duftspur folge, führt mich meine Nase meist unter einen Obstbaum. Dort, im Halbschatten, wo es noch ein wenig feucht ist, wachsen um den Baumstamm herum glänzende, tiefgrüne Blättchen. Das bedeutet für mich „Sommer", denn nichts ist vergleichbar mit diesem warmen, leicht herben Geruch des Gundermanns.

Gerne setze ich mich in die blauvioletten Blüten, lehne mich an den Baum und komme zur Ruhe. Es dauert dann auch nicht lange, bis sich die kleinen Bewohner der Lüfte wieder herantrauen: Grünaderweißlinge und Aurorafalter lieben den Gundermann genauso wie der Zitronenfalter und der Rapsweißling. Aber besonders beliebt ist er bei den Wildbienen: Sein aromatischer Duft zieht Hummeln und Bienen an, sodass der Gundermann ab April eine gute Bienenweide ist. Das ist besonders wichtig, da die Bienen nicht mehr genug Nahrung finden. Es gibt immer weniger große Wildwiesen und diese werden häufig schon vor der Aussaat der Samen abgemäht.

Doch nicht nur den Bienen, sondern auch uns Menschen hat diese Wildpflanze einiges zu bieten: Mit seinen wertvollen Inhaltsstoffen kommt der Gundermann sowohl bei medizinischen Anwendungen zum Einsatz als auch im kulinarischen Bereich.

Lassen Sie uns also in diesem Büchlein die Vorzüge dieser oft als „Unkraut" unterschätzten Pflanze entdecken!

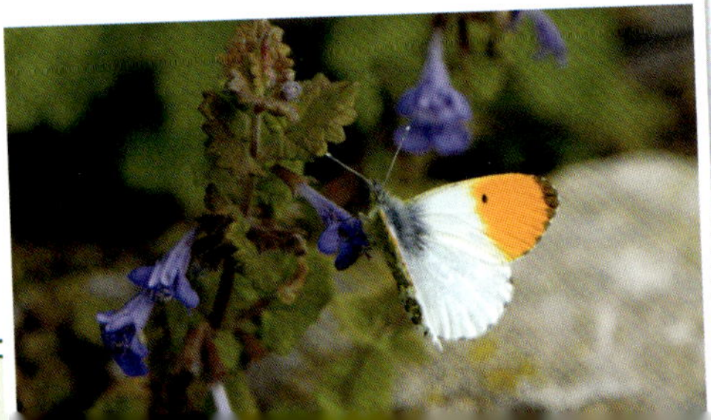

Steckbrief

Wissenschaftlicher Name: *Glechoma hederacea*

Volksnamen: Egelkraut, Erdkränzel, Guck durch den Zaun, Gunelreif, Heilrauf, Hude und Hu-derich („Ort, der bewacht wird"), Kranzkraut, Latzenminze, Soldatenpetersilie, Zaungucker, Zickelskräutlein, Echt-Gundelrebe, Erdefeu und viele weitere Namen

Familie: Lippenblütler *(Lamiaceae)*

Verwendete Pflanzenteile: Blätter und Blüten

Sammelzeit Blätter: April bis September

Sammelzeit Blüten: März/April bis Juni

Die wichtigsten Inhaltsstoffe: Gerbstoffe (zusammenziehend und entzündungswidrig), Bitterstoffe (vermehrte Produktion von Verdauungssäften), ätherische Öle (hemmen das Wachstum von Bakterien und Pilzen), Saponine (schleimlösend), Flavonoide (u.a. antiviral, antikanzerogen, antiallergisch), Triterpenoide (cholesterin- und blutzuckersenkend), Glechomin (u.a. verdauungsanregend),

Vitamine A und C, Mineralstoffe (viel Kalium), Anthocyane (sekundäre Pflanzenstoffe, Antioxidantien)

Medizinische Anwendung: Zusammenziehend, stoffwechselanregend, hoch antibakteriell, schleimlösend, krebshemmend, antiallergisch und entzündungshemmend. Setzt die Vermehrungsfähigkeit und Infektiosität von Bakterien herab.

Planetenzugehörigkeit: Merkur und Venus

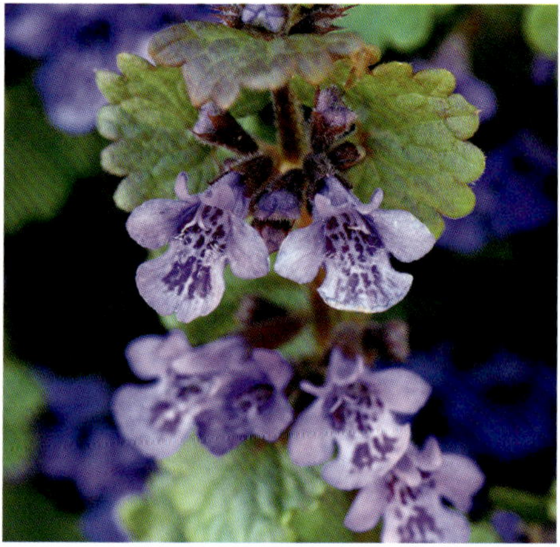

Einleitung

Fast noch im Schnee fängt der Gundermann an, feste Triebe hinauf ins Licht zu schicken. Er ist einer der Ersten im Jahr – und seine Verwandten, wie Salbei, Rosmarin, Pfefferminze, Melisse und Dost, können nicht verstehen, warum er das tut. „Es ist noch viel zu kalt, bleib lieber bei uns!“, rufen sie ihm zu. Dann drehen sie sich um und genießen noch ein Nickerchen, bevor es im Frühling richtig losgeht. Aber der Gundermann lässt sich nicht

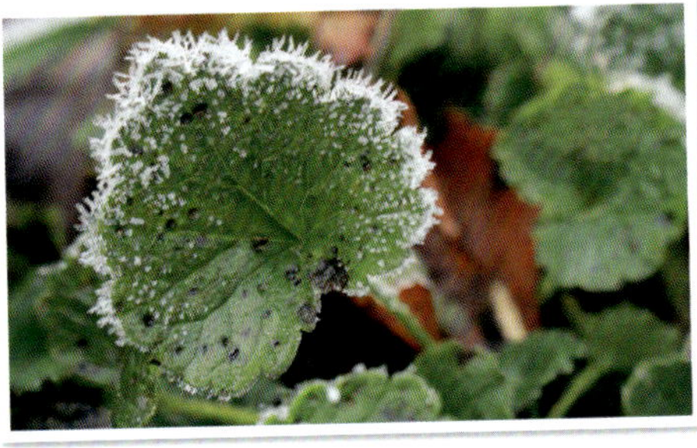

aufhalten, auch wenn die ersten Blättchen noch von Reif überzogen sind.

Man kann die oberen, bunten Blättchen schon essen – sie sehen in einem Salat als Topping sehr schön aus!

Unsere Vorfahren nutzten die Blätter der Pflanze als Wundheilmittel. Das drückt sich auch in den Namen Gundermann, Gundelreif, Gundelkraut oder Gundelrebe aus: Darin steckt ein uraltes keltisches Wort, nämlich der *Gund*. Gund ist sozusagen ein Sammelbegriff und steht für „Eiter", „eitriges Geschwür" oder „eiternde Wunde". Der Gundermann ist außerdem als „blaue Blume" dem Wettergott Donar („Donnerrebe") zugeordnet und gilt auch als Verkörperung eines guten Seelen- oder Hausgeistes.

Wenn man den lateinischen Namen *Glechoma hederacea* wortgetreu ins Deutsche übersetzen würde, hieße der Gundermann „efeuartige Minze": Das lateinische Wort

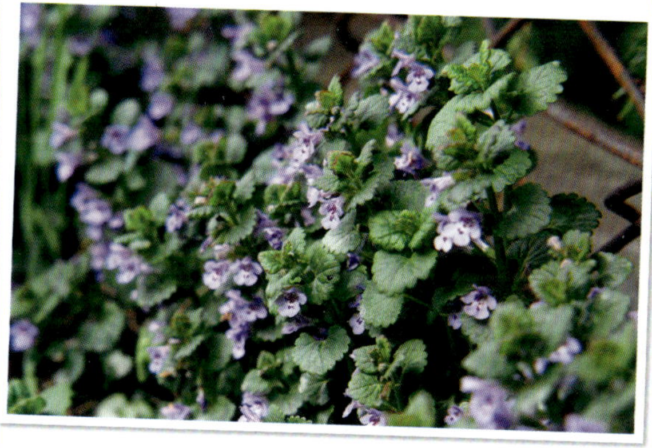

Glechoma geht auf das griechische *glechon* zurück und bedeutet übersetzt „Minze", *hederacea* bedeutet so viel wie „efeuartig".

Warum die Pflanze durch ihre Endung eine ausdrücklich männliche Zuschreibung erfahren hat, lässt sich nicht zurückverfolgen. Fest steht jedoch, dass ihre Wirkung durchaus geschlechtsübergreifend ist. Und ich bin mir ziemlich sicher, dass es auch jede Menge Gunder„frauen" gibt.

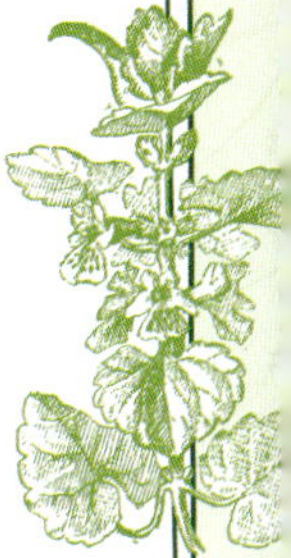

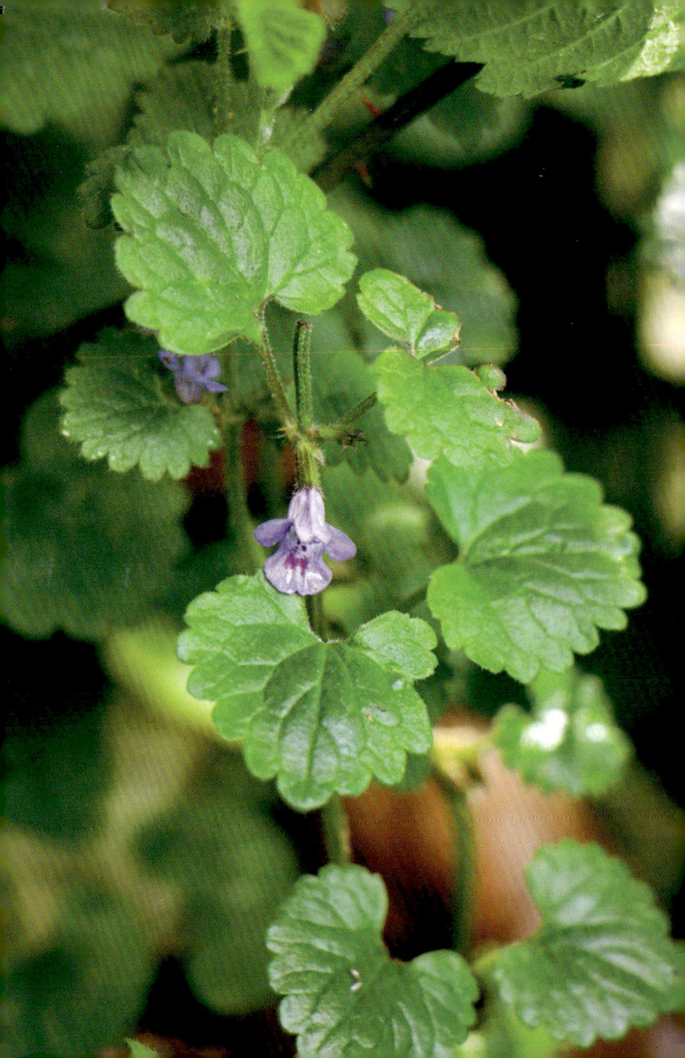

VORKOMMEN

Der Gundermann erfreut sich inzwischen einer weltweiten Verbreitung. Man findet ihn von Portugal bis Griechenland und von England bis Marokko. Sogar in Südamerika, auf den Azoren und in Neuseeland taucht er ab und zu auf. Auch in kühleren Gefilden, wie Kanada und Alaska, findet er überall kleine „Klima-Nischen", in denen er überleben kann. In den Alpen kommt die Pflanze sogar in Höhen bis 1600 m vor.

Generell bevorzugt der Gundermann schattige und feuchte Standorte. Am wohlsten fühlt er sich in hellen Wäldern an schattigen Plätzen, auf Brachland, Weiden und Wiesen und unter Hecken. Aufgrund ihres robusten Rhizomsystems kann sich die Pflanze leicht über weite Flächen ausbreiten und wahre Imperien aufbauen.

BESCHREIBUNG

Die gestielten, gekerbten und herz- bis nierenförmigen Blätter des Gundermanns sind wechselständig angeordnet. Sie bleiben im gesamten Jahresverlauf grün und werden nicht abgeworfen.

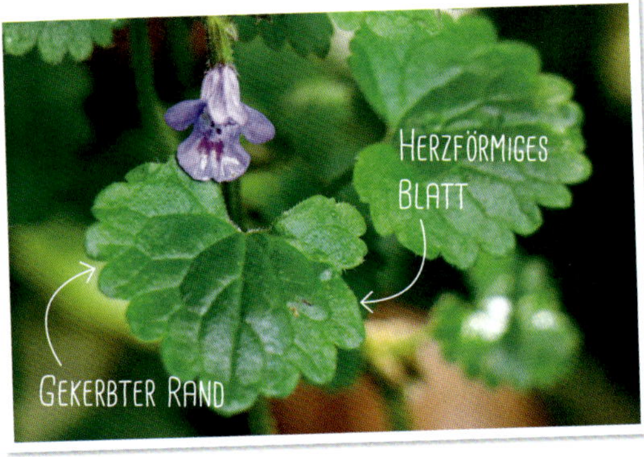

Es sieht auf den ersten Blick fast so aus, als ob jemand die Blättchen mit Butter bestrichen hätte, so sehr glänzen sie.

Der Gundermann macht sich keine große Mühe mit aufwendigen Verankerungen. Die bis zu 60 cm langen, behaarten, vier-

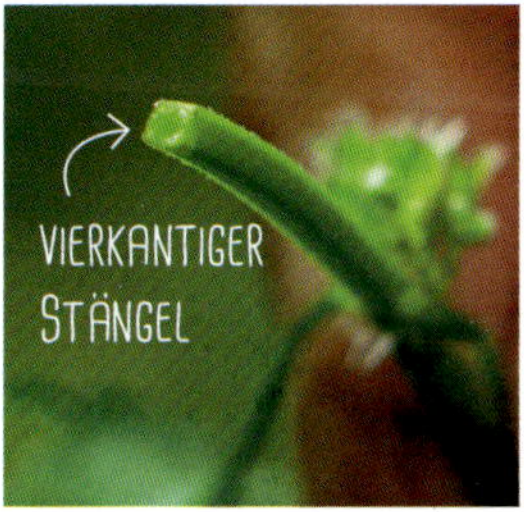

kantigen Stängel sind niederliegend und bilden Wurzeln mit kleinen, zarten Ausläufern an den Knotenpunkten. Die Bodentriebe sind leicht aus der Erde zu ziehen, sodass man wenig Mühe mit dem Sammeln der Blätter hat.

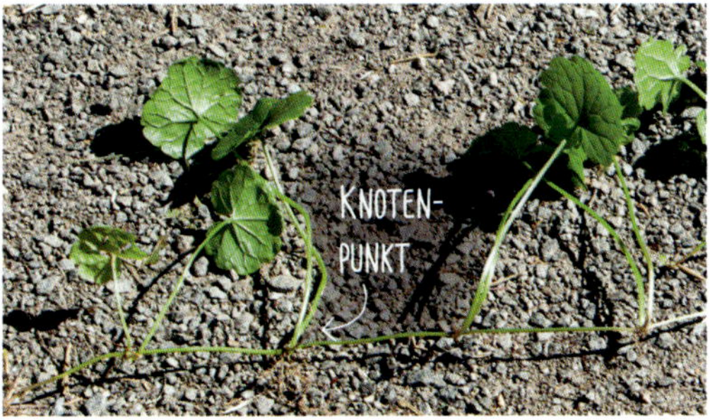

Je nachdem, wie reich an Feuchtigkeit, Mineralstoffen und Stickstoffen der Standort ist, werden die senkrecht aufragenden Ausläufer des Gundermanns 20 bis 60 cm hoch. In sehr warmen Sommern bleiben die Stängel kurz.

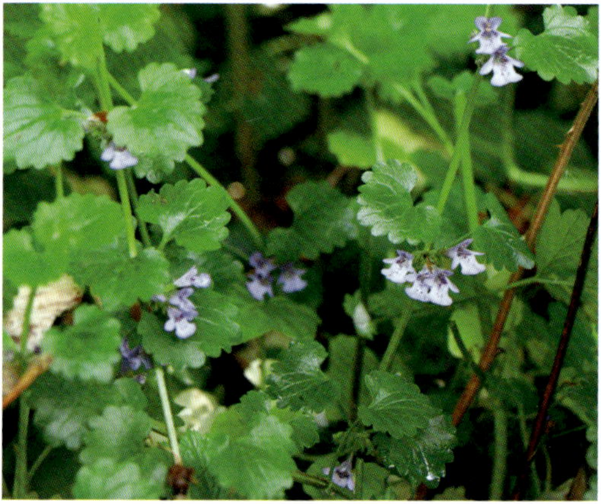

Die blühenden Triebe wachsen aufrecht und unverzweigt an Hecken, Brombeeren, Zäunen, Masten und Ähnlichem nach oben.

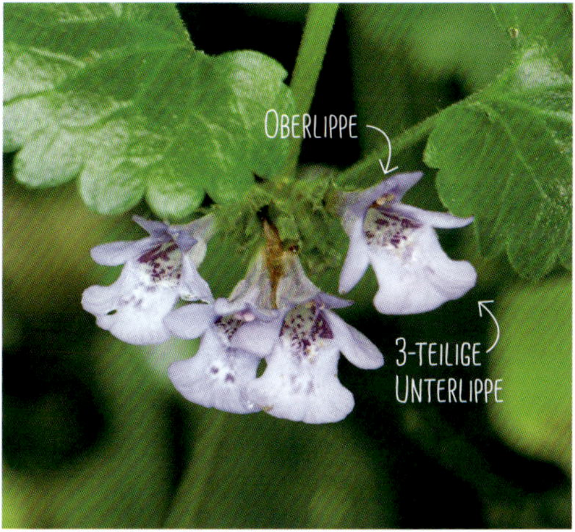

Jeweils 2 bis 4 blauviolett gefärbte und purpurviolett gefleckte Blüten wachsen in den Achseln der Laubblätter als Quirle, das heißt, sie wachsen im Kreis um den Stängel herum. Die Oberlippe der Blüte ist deutlich kürzer als die dreiteilige Unterlippe.

Die Frucht des Gundermanns ist ein unscheinbares Nüsschen.

ACHTUNG! VERWECHSLUNGSGEFAHR!

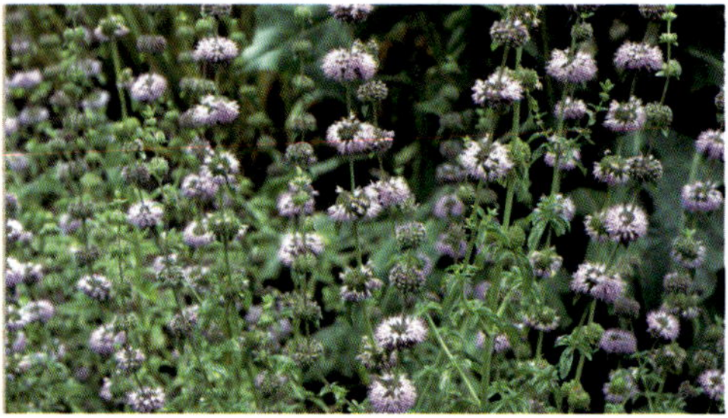

Poleiminze

Die einzige leicht giftige Pflanze, mit der der Gundermann verwechselt werden kann, ist die Poleiminze, die ebenfalls gerne an feuchten Standorten wächst. Sie unterscheidet sich vom Gundermann am deutlichsten durch ihren festen Stiel. Da der Gundermann am Boden entlangkriecht oder sich an Zäunen o. Ä. hochhangelt, hat er keinen festen Stiel. Am einfachsten unterscheidet man den Gundermann anhand seiner glänzenden Blätter,

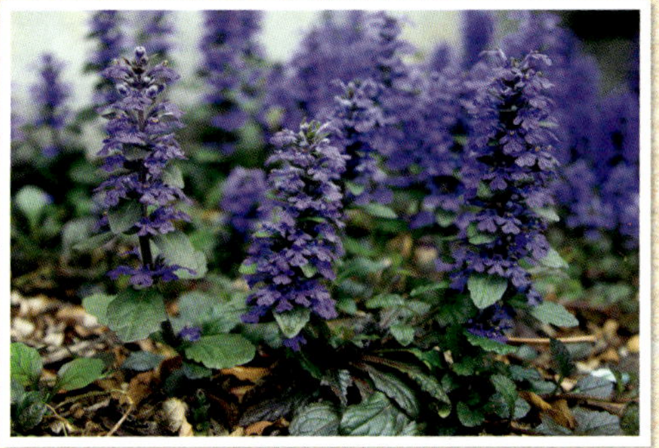

Kriechender Günsel

dem kriechenden Wuchs und vor allem dem starken, ätherischen Duft, der hervortritt, wenn man das Blatt zerreibt. Ein anderer Verwechslungskandidat könnte der ungiftige kriechende Günsel sein, der allerdings an seiner winzigen Blütenoberlippe leicht erkannt werden kann. **Achtung:** Der Gundermann ist für Pferde giftig und sollte von den für Pferde vorgesehenen Weiden unbedingt entfernt werden.

Verwendungsmöglichkeiten

Die Blätter und oberen, zarten Stängel des Gundermanns eignen sich hervorragend zum Verfeinern von kalten und warmen Gerichten. Sein Geschmack ist aromatisch, würzig, scharf und leicht bitter. Allerdings sollte er nicht in heiße oder gar kochende Speisen gegeben werden, da sich sonst die wertvollen ätherischen Öle verflüchtigen. Der herbe Geschmack der Pflanze passt sehr gut zu Kartoffeln, Topinambur, Kochbananen oder Süßkartoffeln. Aber auch die Verbindung mit Schokolade und anderen süßen Speisen ist interessant und durchaus spannend (siehe Kapitel „Kochen mit Gundermann"). In Gewürzmischungen und Kräutersalz kommt sein intensives ätherisches Aroma besonders gut zur Wirkung, sollte aber nicht überdosiert werden.

Sogar in der Nouvelle Cuisine wird Gundermann zum Würzen und Verfeinern

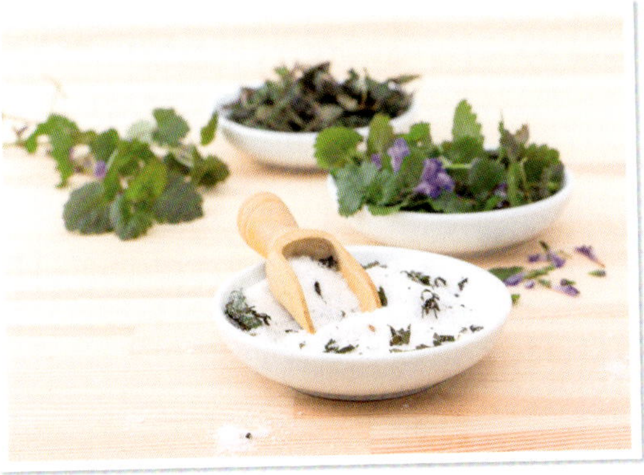

von Gemüsesuppen, salzigen oder süßen Quarkspeisen und Käse gerne eingesetzt, da sein Aroma neuartig ist und den Gaumen überrascht.

Aufgrund seiner wertvollen Inhaltsstoffe wird der Gundermann auch vielfältig zur medizinischen Anwendung verwendet, sei es als Pflanzenwasser, Salbe, Umschlag, Öl oder auch in Form von Tee. Die Pflanze hilft bei allen Krankheiten, die langwierig, hartnäckig und zehrend sind.

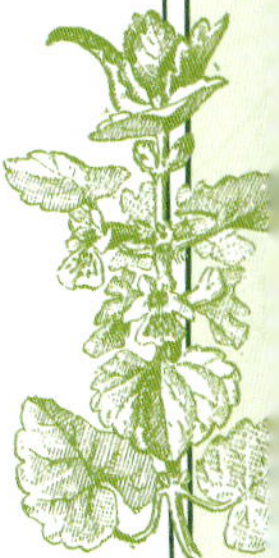

Das Sammeln von Kräutern

Grundsätzlich gilt, dass man nur Pflanzen sammeln darf, die man mit hundertprozentiger Sicherheit erkennt! Bei der Sammlung von wildlebenden Pflanzen sind generell folgende Regeln zu beachten:

- Natürlichen Standorten keine Pflanzen entnehmen, die geschützt oder gefährdet sind.
- Dem Standort niemals das gesamte Pflanzenvorkommen entnehmen.
- Pflanzenteile so ernten, dass die Pflanze sich wieder erholen kann.
- Den Sammelort auf mögliche Schadstoffe aufgrund von Umweltverschmutzungen überprüfen.
- Auf mögliche lebende Gesundheitsgefahren, wie z. B. Zecken oder Fuchsbandwurmeier, achten. Letztere werden ausschließlich über den Fuchskot übertragen – deshalb gilt: Niemals Kot im Wald anfassen!

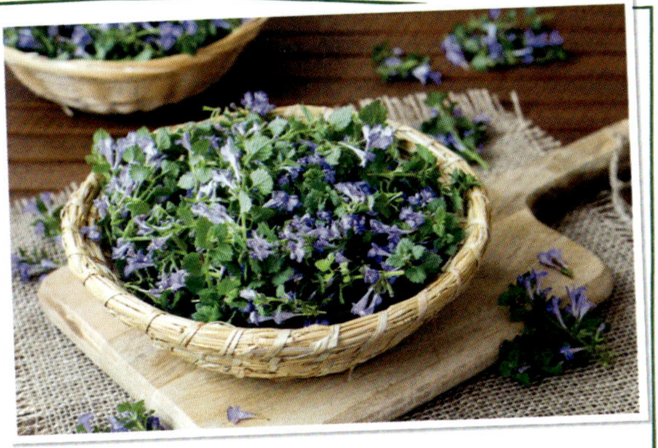

- Nur so viel Pflanzengut sammeln, wie tatsächlich benötigt wird.
- Nur schöne, heile und rundum gesunde Pflanzen sammeln.

Pflücken Sie die Pflanzen so, dass Sie sie zu Hause nur noch waschen müssen (falls überhaupt notwendig). Denn wenn Sie erst noch alles aussortieren müssen, geht der Spaß schnell verloren: Die Kräuter sind vielleicht schon angewelkt oder nass und können nur mit größter Mühe voneinander getrennt und sortiert werden.

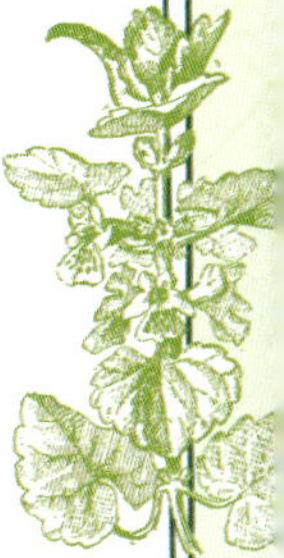

Zum Kräutersammeln hilfreiche Utensilien:

- ein Korb, ausgelegt mit einem feuchten Handtuch
- ein feststehendes Messer
- eine Schere
- eine kleine Schaufel für die Wurzeln
- ein Bestimmungsbuch
- Papiertüten für anderes Sammelgut, wie z. B. Beeren, Nüsse o. Ä.
- eine Lupe

Und nicht vergessen: Für das, was wir von Mutter Erde freimütig geschenkt bekommen, sollten wir uns immer auf angemessene Art und Weise bedanken – was auch immer das für Sie persönlich bedeutet.

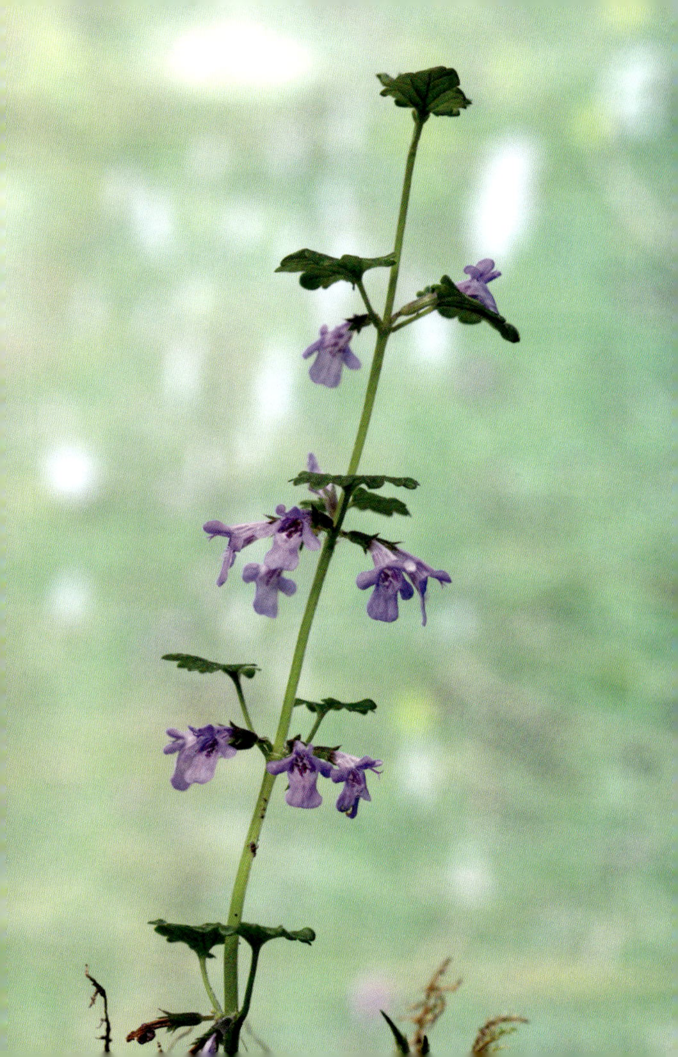

Konservierung und Aufbewahrung

Den Gundermann zu konservieren ist in Mitteleuropa eigentlich gar nicht nötig, da er ja über den ganzen Winter hinweg noch gesammelt werden kann.

Die beste Ware wird man allerdings im späten Frühling und vor allem im Hochsommer bekommen, denn dann ist der Anteil der wertvollen ätherischen Öle am höchsten. In dieser Zeit kann der Gundermann auch auf Tüchern ausgebreitet und für den Wintervorrat getrocknet werden.

Optimal ist es natürlich, den Gundermann im besonders magischen Zeitfenster der Sommersonnwende zu pflücken, dann wird die Heilwirkung noch um ein Vielfaches potenziert. Noch bis ins Mittelalter tanzten, sangen und zechten unsere Vorfahren zur Sommersonnwende zwölf Tage lang. Wie seit undenklichen Zeiten sprangen sie, oft nur mit einem Gürtel aus

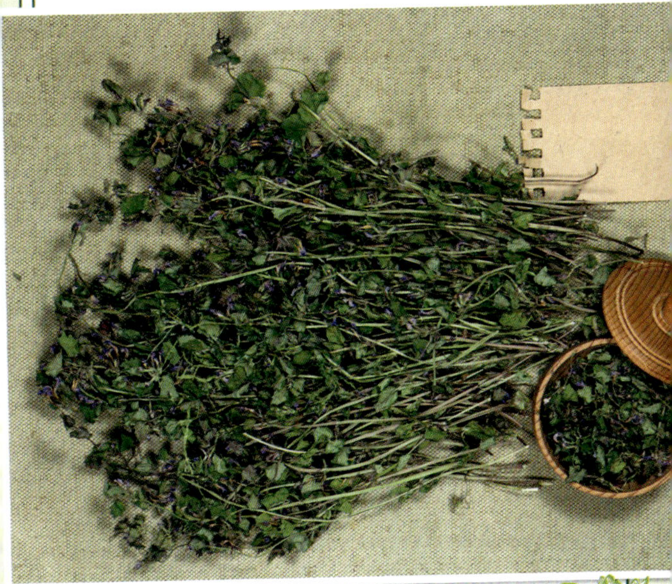

Beifußkraut bekleidet und mit Gundermannkränzen im Haar, durch die reinigenden Feuer des Mittsommerfestes. Es hieß, das Korn und der Flachs würden so hoch wachsen, wie man springen kann.

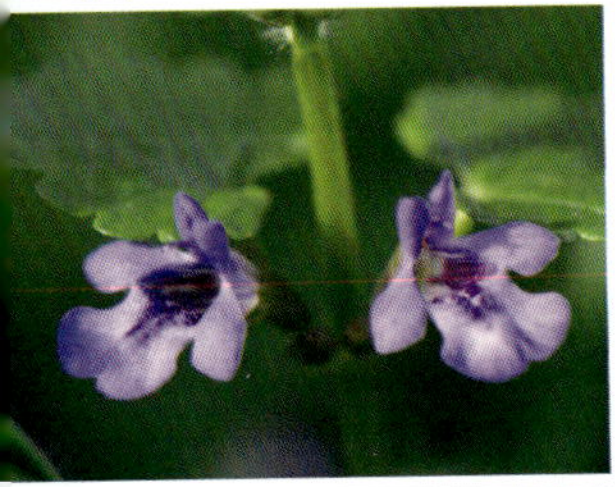

Die Anwendung von Blütenessenzen geht auf den britischen Arzt Edward Bach zurück. Er ging davon aus, dass jede körperliche Krankheit auf eine seelische Störung zurückgeht und dass man diese durch Harmonisierung heilen kann. Diese Harmonisierung wird durch Blütenessenzen („Bachblüten“) unterstützt. Diese werden mit der Sonnenmethode gewonnen, d. h. man nutzt die Kraft der Sonne, um die Schwingungen der Blüten auf das Wasser zu übertragen.

Da die Sonne auf die Blüten einwirken muss (mindestens 3 Stunden), um eine sogenannte „Mutteressenz“ herzustellen, funktioniert die Sonnenmethode auch *nur an sonnigen Tagen.*

Man braucht:

- eine Glasschale
- Quellwasser oder gutes Mineralwasser ohne Kohlensäure
- Haushaltshandschuhe oder ein Stück Papier
- Essig oder Alkohol
- eine braune Glasflasche
- einen kleinen Trichter

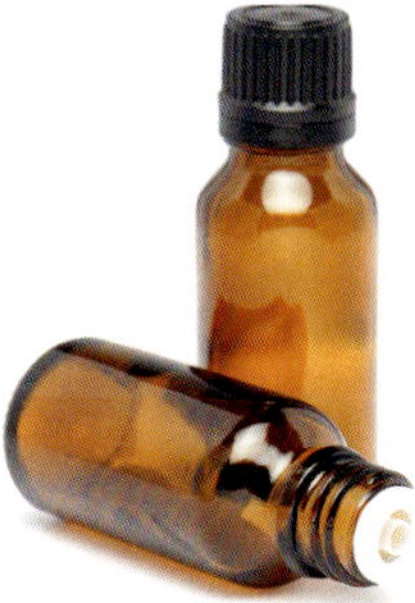

Anleitung:

- Die Blüten mit dem Haushaltshandschuh oder dem Papier abpflücken, um die Essenz nicht mit dem eigenen „Fingerabdruck“ zu verunreinigen.
- Das Wasser in die Schale füllen und die Blüten hineinlegen. Die Schale soll randvoll sein und die Blüten müssen ganz mit Wasser bedeckt sein.
- Die Glasschale an einen sonnigen Platz stellen, damit die Kräfte der Blüten auf das Wasser übertragen

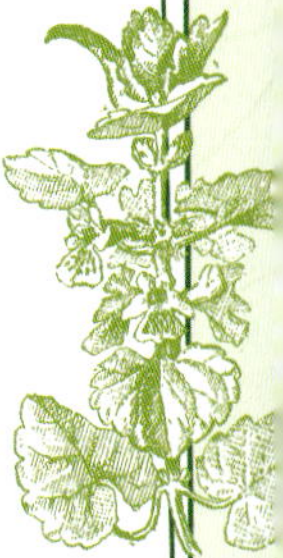

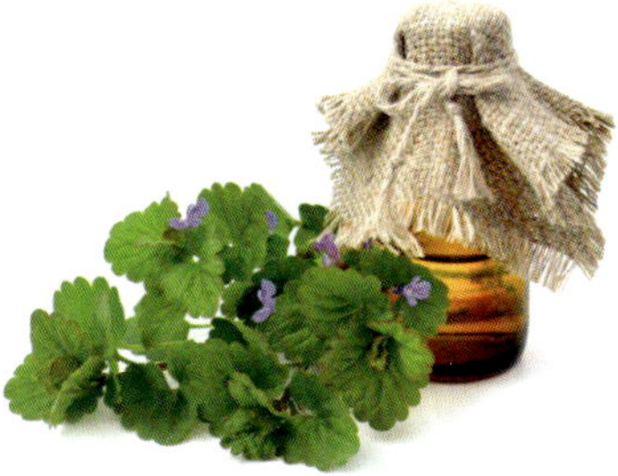

werden können. Schön ist ein Platz auf einer Wiese oder zwischen Blumen.

- Die Blütenschale mindestens drei Stunden lang stehen lassen, dann ist die Blütenessenz, auch „Mutteressenz“ genannt, fertig.
- Die Blüten abfiltern und die Essenz in die Flasche füllen. Ca. ¼ Essig oder ⅒ Alkohol als Konservierungsmittel dazugeben.
- Wenn Wasser übrig ist, kann man ein paar Schlucke davon trinken oder die Stirn damit benetzen, um sich auf die Blütenessenz einzustimmen.
- Die verschlossene Flasche kurz schütteln, um die wässrige Essenz mit dem Konservierungsmittel zu vermischen, und dann mit Inhalt und Datum beschriften.

- Diese „Mutteressenz“ wird nun wie Bachblüten verwendet: Man nimmt ein Tropffläschchen und gibt 1 Tropfen der Mutteressenz auf je 10 ml Wasser.
- Man nimmt die Bachblüten während der ersten 2 bis 3 Tage nach Bedarf ein: Das kann minütlich, stündlich oder nur ab und zu sein – verlassen Sie sich auf jeden Fall auf Ihr Gefühl, es ist alles erlaubt. Gut wäre, wenn Sie vor der Einnahme den Mund kurz mit einem Schluck Wasser spülen würden.

Gundermann als Blütenessenz unterstützt den Menschen darin, alte Gefühle und Verhaltensmuster zu erkennen, diese umzuwandeln und zu einer neuen Ordnung zu bringen. Die Essenz erzeugt Fülle und Kraft und hilft dabei, die feinen Eigenschaften des eigenen Wesens zu entwickeln und zum Ausdruck zu bringen: Unverstandene Gefühle werden geklärt, überalterte Verhaltensmuster werden erkannt und freudig umgewandelt.

Innerliche Anwendung:

Die Inhaltsstoffe des Gundermanns wirken innerlich angewandt harntreibend, entschlackend, schleimlösend (vor allem auf die Atemwege), entzündungshemmend, appetitanregend, verdauungsfördernd und tonisierend (kräftigend).

„… Aber wenn üble Säfte den Kopf wie ‚doum' plagen, sodass auch seine Ohren tosen, der bringe Gundelrebe in warmem Wasser zum Sieden, und nach Ausdrücken des Wassers lege er sie so warm um seinen Kopf, und sie mindert das ‚doum' in seinem Kopf und öffnet sein Gehör."

Hildegard von Bingen

Seine Heilwirkung beruht in der Hauptsache auf dem Gehalt von Bitterstoffen, Gerbstoffen und ätherischen Ölen. Sie wirken u. a. stärkend auf Nieren und Blase und regulierend auf den Stoffwechsel. Dank seines hohen Gerbstoffgehaltes ist der Gundermann, als starker Aufguss gereicht, auch gegen Durchfall wirksam. Gundermann ist auch ein gutes Mittel zur Ausleitung von Schwermetallen, besonders von Blei.

Bereits im Mittelalter wurde die Pflanze von Hildegard von Bingen als Heilpflanze gegen Nieren-, Leber-, Brust- und Lungenleiden beschrieben. Aber auch der Einsatz als Diuretikum, als Wundheilmittel, auch bei Mundfäule, bei Ohrenbeschwerden und gegen Würmer ist schriftlich belegt. Zusammenfassend kann man sagen, dass der Gundermann überall dort, wo „Gund“, also Eiter, entstanden ist, helfen kann.

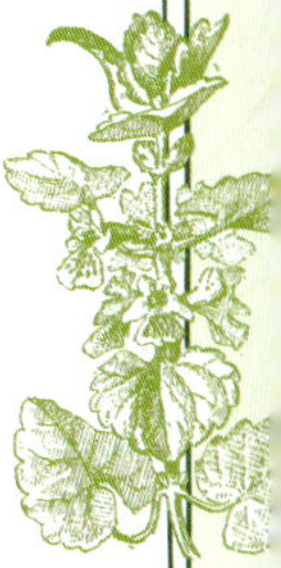

Liebfrauenbettstroh

Aus den Liebfrauenbettstroh-Kräutern, die alle „unserer lieben Frau“ Artemisia (Beschützerin aller Frauen), später dann der Gottesmutter Maria, gewidmet waren, bereiteten schon die vorchristlichen Hebammen den Gebärenden ein duftendes, beschützendes Lager, um die Krankheitsdämonen von Mutter und Kind fernzuhalten. Heutzutage kann diese schützende Mischung aus reinen Frauenkräutern als Bad oder auch als Teemischung angewendet werden. Sie soll vor und während der Geburt für Mutter und Kind sorgen, sodass beiden kein Leid geschieht. Liebfrauenbettstroh, ob frisch oder getrocknet, hilft außerdem bei Erkrankungen der Atemwege wie Husten, Rachenkatarrh, Bronchitis und leichtem Bronchialasthma sowie bei Schnupfen und langwierigen Schleimhautentzündungen, aber auch bei Magen- und Darmkatarrhen und bei Störungen der Harnentleerung.

Das Liebfrauenbettstroh besteht aus folgenden Kräutern:

- Gundermann: hoch desinfizierend
- Beifuß: krampflösend und wehentreibend
- Quendel oder Thymian: hoch desinfizierend
- Eisenkraut: gebärmutterstärkend und wehentreibend
- Hafer: nervenstärkend und kraftspendend
- Johanniskraut: wundheilungsfördernd und stimmungsaufhellend
- Kamille: krampflösend und wundheilungsfördernd
- Labkraut: krampflösend und nervenstärkend
- Schafgarbe: blutstillend und krampflösend
- Schlafmohn: nervenstärkend

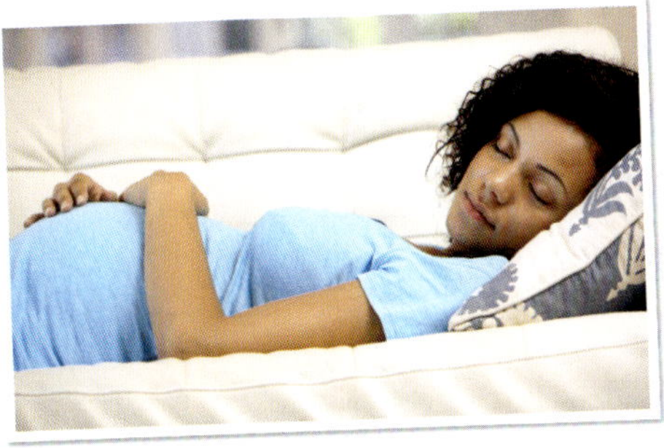

Äusserliche Anwendung:

Die Wirkung des Gundermanns wird äußerlich als „wundheilend“ beschrieben. Bei Ausschlägen, Ekzemen, Ischiasleiden und Gicht wird ein Bad oder Umschlag mit kräftigem Gundermann-Tee empfohlen: Eine Handvoll Gundermann in heißes Wasser geben und abgedeckt 10 Minuten ziehen lassen. Muskeln und Gelenke sollen so gekräftigt werden. Bei allen entzündeten und eiternden Wunden werden Auflagen mit frisch gerebeltem Gundermann gemacht. Bei schmerzenden Zähnen oder wundem Zahnfleisch hilft das Kauen oder Auflegen der frischen Blätter.

Gundermann-Hydrolat

Der herb-würzige Duft des Gundermanns lässt sich in einem Hydrolat, einem Pflanzenwasser, einfangen. Hydrolate haben ähnliche

Wirkungen wie die entsprechenden ätherischen Öle, allerdings wirken Sie viel milder. Sie können das Hydrolat nach der folgenden Anleitung selbst destillieren und für Einreibungen oder zur Weiterverarbeitung, z. B. in der Gundelrebencreme, verwenden.

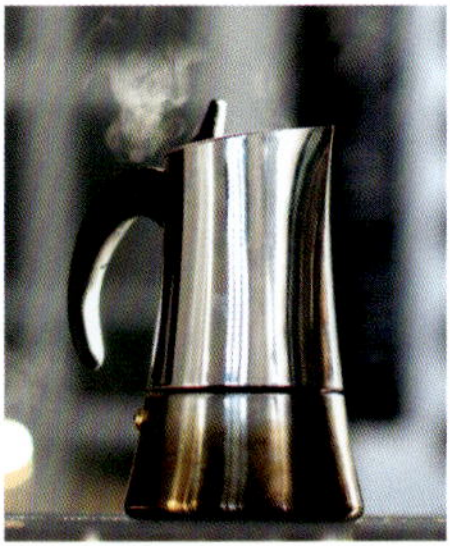

Sie benötigen eine italienische Espressokanne, die allerdings nicht aus Aluminium, sondern aus Edelstahl sein sollte (Aluminium kann das Gehirn schädigen). Füllen Sie den unteren Behälter bis zum Ventil mit Wasser auf. Dann werden Gundermannblättchen so dicht wie möglich in den Siebboden gepresst, wobei die Füllung nicht über den Rand hinausgehen darf. Schrauben Sie die Kanne zusammen, stellen Sie sie auf die Herdplatte und schalten Sie auf die höchste Stufe.

Sobald es in der Kanne aufhört, zu blubbern (nach ca. 10 Minuten), nehmen Sie die Kanne vom Herd. Achtung: Die gesamte Kanne ist jetzt sehr heiß. Im oberen Teil befindet sich nun das Gundermann-Hydrolat – Sie können es bereits riechen. Sobald es ein wenig abgekühlt ist, füllen Sie das Hydrolat vorsichtig in eine desinfizierte Flasche ab. Die Flasche können Sie desinfizieren, indem Sie ein Schnapsglas voll Doppelkorn einfüllen, den Deckel daraufschrauben und die Flasche ordentlich durchschütteln, sodass der Alkohol überall hinkommt. Wenn Sie sauber gearbeitet haben, hält sich das Hydrolat etwa 2 bis 3 Wochen im Kühlschrank, durch die Alkoholspülung der Flasche eventuell etwas länger – probieren Sie es einfach aus.

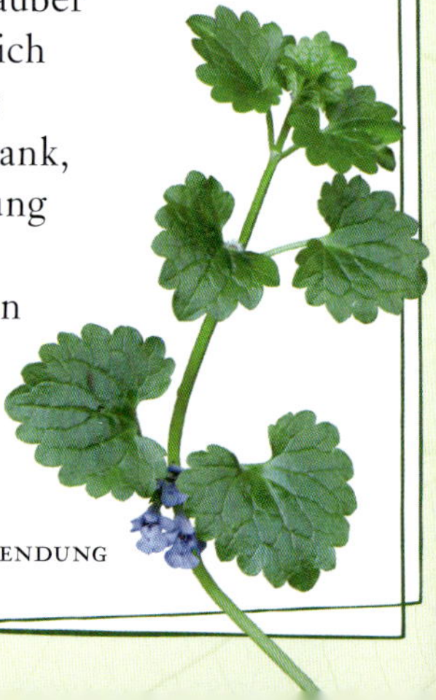

Gundelrebencreme

Die Menge reicht für ca. 8 Töpfchen à 30 g. Sie benötigen für die Creme 2 feuerfeste Gläser, 1 Thermometer und 1 Stabmixer. Außerdem brauchen Sie für die Fettphase: 9 g Kakaobutter, 9 g Bienenwachs, 30 g Wollwachsanhydrid (in der Apotheke erhältlich) und 90 g Jojobaöl. Die festen Fette werden in einem feuerfesten Glas langsam erwärmt. Wenn alles geschmolzen ist, das Jojobaöl dazugeben, alles auf ca. 70 °C erwärmen und die Temperatur halten.

Für die Wasserphase benötigen Sie 120 g Gundermannhydrolat aus eigener Herstellung. In einem zweiten Glas das Gundermannhydrolat ebenfalls auf ca. 70 °C erwärmen.

Nun das Hydrolat tropfenweise mit einem Stabmixer in die Fettphase einrühren. Es wird so lange gemixt, bis die Salbe „anzieht", d. h. bis sie anfängt, einzudicken.

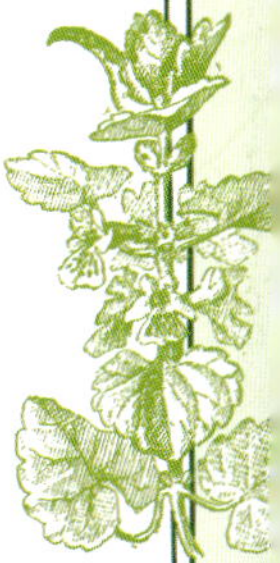

Die festen Fette werden bei der Abkühlung natürlich auch wieder fest, also achten Sie darauf, sie rechtzeitig ins Salbentöpfchen zu füllen. Wenn die Temperatur der Salbe unter 35 °C liegt, können Sie noch ein paar Tropfen ätherisches Öl nach Wahl dazugeben. Wenn die Salbe im Töpfchen ist, rühren Sie sie noch mit einem Glasstäbchen um, damit eingeschlossene Luftbläschen entweichen können – das erhöht die Haltbarkeit.

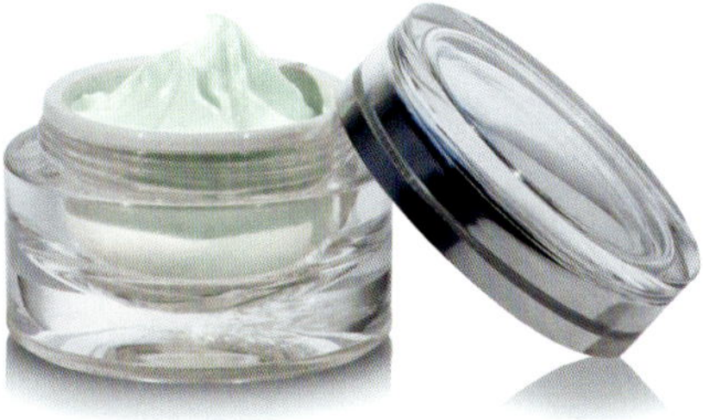

Diese Creme wird im Kühlschrank aufbewahrt und hält ca. 2 bis 3 Monate. Angewendet wird die Creme bei Akne, rissigen Fingerkuppen, unreiner Haut,

Eiterpickeln und kleineren Verletzungen. Natürlich kann man sie auch einfach als Hautcreme verwenden.

Gundelrebenwundöl

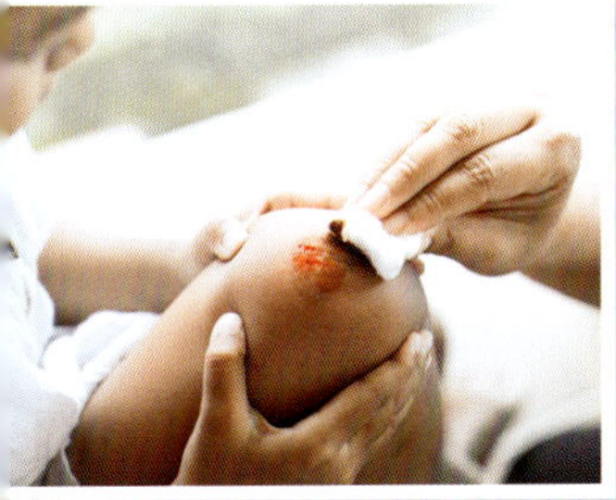

Frische, saubere (nicht gewaschene) Gundermannblätter werden im Hochsommer fest in ein Twist-off-Glas gepresst und in die Sonne gestellt. Nach einigen Tagen bildet sich am Grund des Glases eine helle Flüssigkeit. Diese wird abgesiebt und an einem kühlen Ort aufbewahrt. Schlimme offene und/oder eitrige Wunden werden mit diesem Wundöl mehrmals täglich bestrichen.

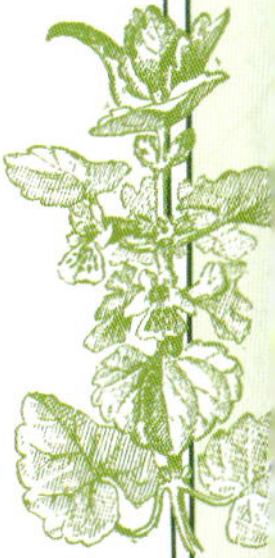

HOMÖOPATHISCHE WIRKUNG

Der Gundermann ist der Helfer bei allen schwierigen, auslaugenden und entkräftenden Krankheiten. Er gibt nicht auf, auch wenn der Mensch schon „das Handtuch geworfen“ hat. Gerade dann, wenn er seinen eigenen Heilkräften nicht mehr vertraut, wirbelt dieses kleine, bescheidene Kräutlein mit seinen kräftigen ätherischen Ölen durch den Körper und lässt ihn zu neuen Kräften kommen, mit denen er das nächste Stück seines Weges gehen kann.

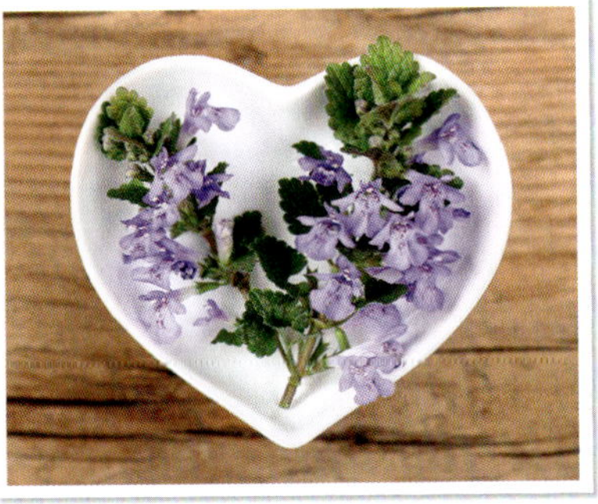

Kochen mit Gundermann

Da der Gundermann an sich schon sehr aromatisch ist, sollte er zur Verwendung in der Küche mit anderen Kräutern vermischt werden, da er sonst geschmacklich zu dominant wird. Das bezieht sich in der Hauptsache auf Eintöpfe, Gemüsebrühen oder -suppen und Salate.

Als Einzelkraut kann man ihn gut mit allen Arten von Schokolade, Milchspeisen oder herzhaften Eintöpfen kombinieren. Gerne vermengt er sich mit Eiern oder lässt sich ins Brot einbacken. Statt Brennnesselknödel können es auch gut mal Gundermann-Nockerl sein. Probieren Sie einfach aus, was Ihnen am besten schmeckt.

Vor der Verarbeitung zupfe ich die Blätter von den ganz harten Stängeln ab, für eine Limonade z. B. kann man sie aber auch dran lassen.

KRÄUTERSUPPE

nach Alexander von Humboldt

Zutaten für 5 Personen:

pro Person 1 Handvoll Kräuter:
z. B. Gundermann, Schafgarbe, Pimpinelle, Brunnenkresse, Gänseblümchen, Tripmadam, Waldmeister, Sauerampfer, Kerbel, Portulak
50 g Butter
5 EL Mehl
2 Eigelbe
1 TL Gemüsebrühe
Salz, Pfeffer

Zubereitung:

1. Die Kräuter sorgfältig waschen und putzen. 1 Liter Wasser erwärmen, die Kräuter hineingeben, aufkochen lassen und anschließend durch ein Sieb streichen.
2. Die Butter in einem Topf erhitzen. Das Mehl hineinrühren und unter ständigem Rühren eine Mehlschwitze

herstellen. Die Suppe damit binden, die Eigelbe unterziehen und mit der Gemüsebrühe sowie Salz und Pfeffer abschmecken.

3. Mit gerösteten Roggenbrotscheiben servieren.

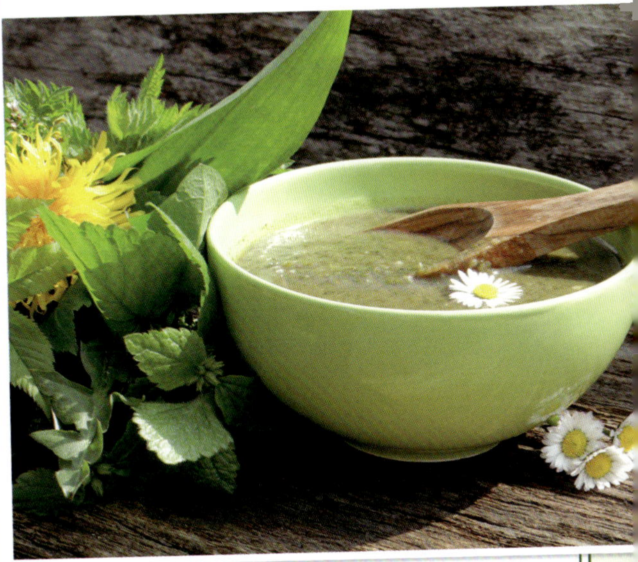

Gundermann-Kartoffelkuchen

Zutaten *für 1 Backblech (33 x 30 cm)*

Für den Teig:

330 g Mehl
½–1 TL Salz
150 g Butter
ca. 120 ml Wasser

Für die Füllung:

2 Handvoll Gundermann
400 g Pellkartoffeln vom Vortag
250 g geriebener Käse, z. B. Gouda

Für den Guss:

250 ml süße Sahne
2 Eier
½ TL Salz
Paprika, Pfeffer
evtl. Muskat nach Geschmack

Zubereitung:

1. Für den Teig das Mehl und das Salz in einer Schüssel mischen. Die in Stücke geschnittene Butter mit den Händen leicht mit dem Mehl verreiben, bis die Masse gleichmäßig krümelig ist. Das Wasser dazugeben, alles mit dem Teigschaber rasch zusammenfügen (nicht kneten), den Teig flach drücken und ½ Std. kühlstellen.
2. Die Hälfte der Kräuter mit den gepellten und in Scheiben geschnittenen Kartoffeln und dem geriebenen Käse vermischen. Den Teig ausrollen und die Füllung darauf verteilen. Den Backofen auf 170 °C Ober-/ Unterhitze vorheizen.
3. Für den Guss alle Zutaten gut verrühren, über die Füllung gießen und die restlichen Kräuter darüberstreuen. Den Gundermann-Kartoffelkuchen sofort im vorgeheizten Backofen ca. 20 bis 25 Minuten backen.

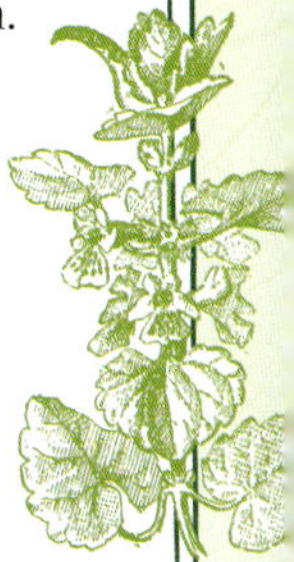

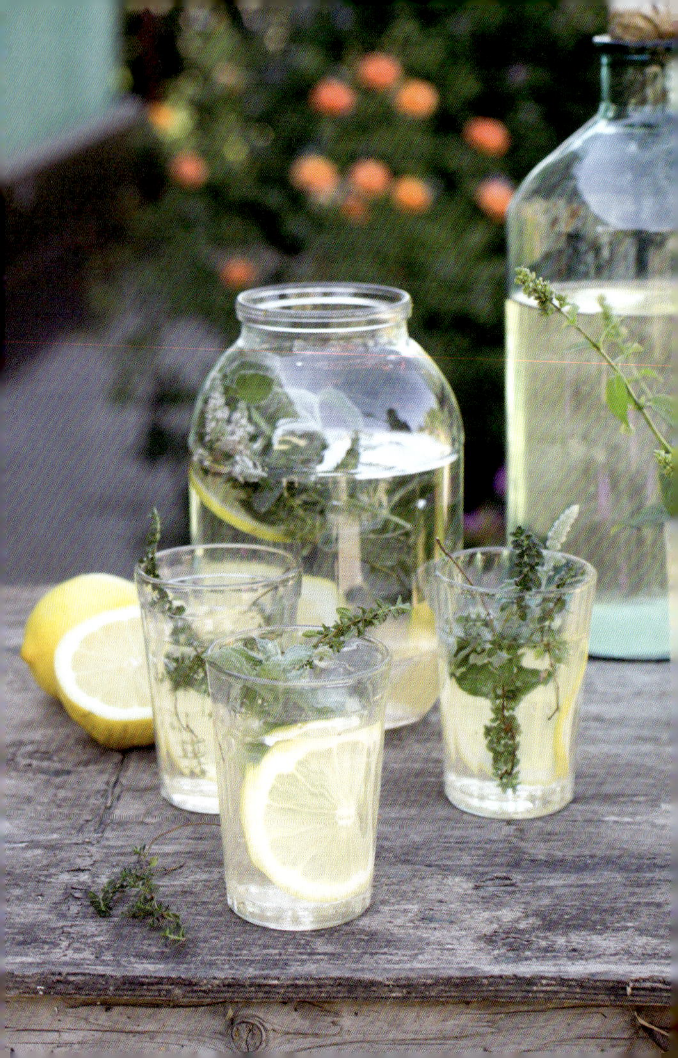

Unkrautlimonade

Zutaten für ca. 1,5 Liter:

3 lange Äste Gundermann
10 Blätter Giersch
3 Stängel Pfefferminze, 0,7 l Apfelsaft
0,7 l Mineralwasser „Medium“
Saft einer Zitrone
einige Zitronenscheiben

Zubereitung:

1. Die Kräuter zusammenbinden und auf einem nassen Brett mit einem Nudelholz oder einer Flasche kurz walken. Den Apfelsaft in einen Krug gießen und die Kräuter mindestens 3 Stunden hineinlegen. Den Kräuterstrauß dann wieder herausnehmen und gut ausdrücken oder einfach als Dekoration im Krug belassen.
2. Mit Mineralwasser und Zitronensaft auffüllen – an heißen Tagen auch gerne mit bunten Saft- oder Blüteneiswürfeln – und mit Zitronenscheiben servieren.

Kräuterküchlein

Zutaten für 2 Personen:

1–2 Handvoll frische Gundermannblättchen
2 Eier
100 g Mehl
½ TL Backpulver
1 EL Kartoffelmehl
120 ml Wasser
Salz und Pfeffer, Pflanzenöl

Zubereitung:

1. Die Kräuter wenn nötig waschen und trocken tupfen. Aus den restlichen Zutaten, außer dem Öl, einen Eierkuchenteig rühren und die Kräuter untermischen.
3. Das Öl erhitzen und darin kleine Küchlein ausbacken. Dazu passt ein Kräuterdip.

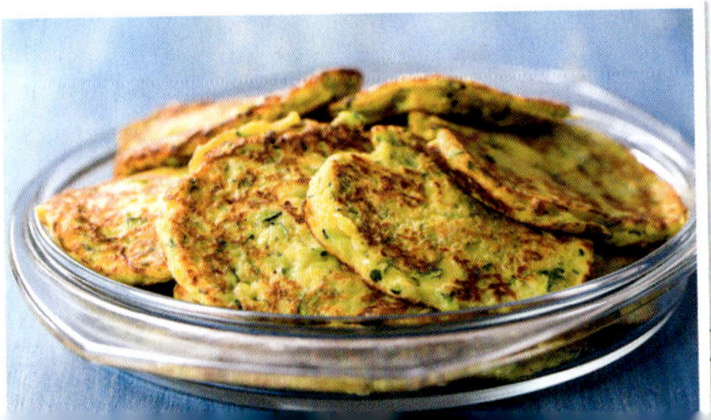

Neunerlei Kräuterpesto

Zutaten:

100 g Wildkräuter
50 g Nüsse oder Kerne (z. B. Kürbiskerne, Sonnenblumenkerne, Pinienkerne, Walnüsse, Haselnüsse, Sesam, Mandeln, Cashewnüsse)
ca. 100 ml natives Pflanzenöl
Salz, Pfeffer

Tipp

Je nach Jahreszeit sammeln Sie zum Gundermann noch acht andere wilde Kräutlein dazu, z. B. Sauerampfer, Wegerich, Giersch, Löwenzahn, Wiesenbärenklau, Vogelmiere, wilder Salbei, Schnittlauch.

Alle neun Kräuter zusammen sollten ca. 100 Gramm wiegen. Pflücken Sie die Kräuter am besten so, dass Sie sie zu Hause nur noch waschen müssen.

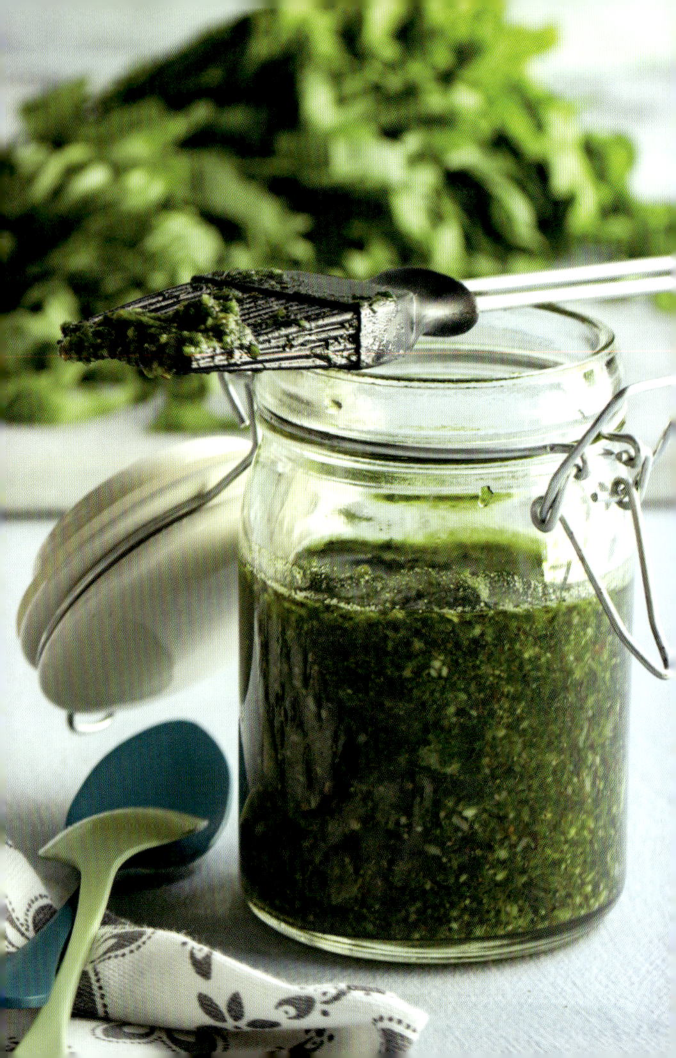

Zubereitung:

1. Die gewaschenen und gut abgetropften Kräuter grob schneiden. Die Nüsse bzw. Kerne in einer Pfanne leicht anrösten. Sobald sie anfangen zu duften, von der Platte nehmen und zur Seite stellen.
2. Die Kräuter und die Nüsse oder Kerne zusammen mit dem Pflanzenöl in einen Mixer o. Ä. geben und alles fein pürieren. Es sollte eine fast cremige Konsistenz entstehen. Nun das Pesto mit Salz und Pfeffer abschmecken.
3. Wenn Sie das Pesto gleich essen möchten, können Sie 3 EL geriebenen Parmesan unter die Kräutermasse mischen. Soll das Pesto länger haltbar sein, lassen Sie den Käse weg und gießen auf das Pesto 1 cm gutes Öl zur Konservierung. So hält das Pesto bis zu einem Jahr im Kühlschrank oder im kühlen Keller.

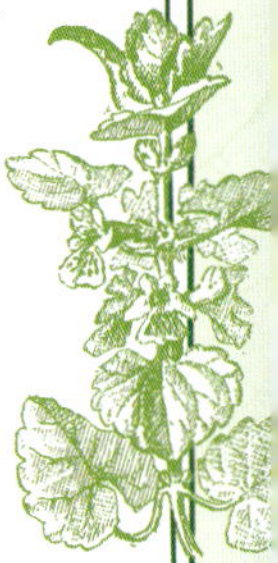

Bananeneis mit Gundermann

Zutaten für 6 Personen:

2 Bananen
1 Apfel
2 Zitronen
5 g Gundermannblätter
100 g Joghurt
200 ml süße Sahne

Zubereitung:

1. Die Bananen und den Apfel würfeln und in einen hohen Becher geben. Den Saft der Zitrone, die Gundermannblätter, den Joghurt und 50 ml Sahne dazugeben und pürieren.
2. Die restliche Sahne steif schlagen, unter das Püree geben und mit Honig abschmecken. In eine passende Form füllen und einfrieren.

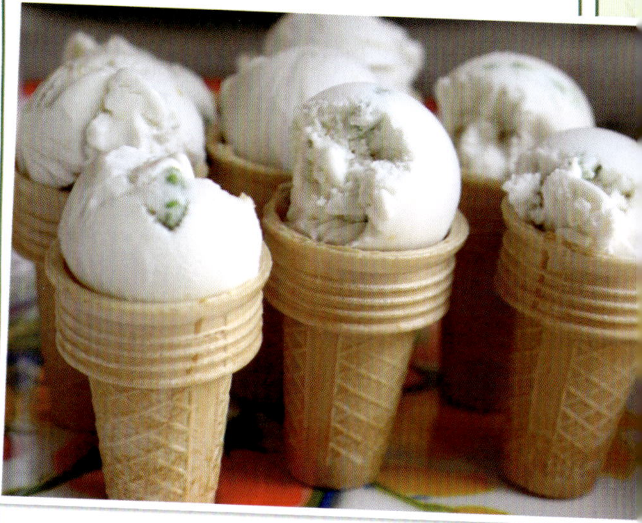

TIPP

Sie können das Eis auch in Waffeln servieren: Mit einem Eisportionierer Kugeln abstechen und jeweils in eine Waffeltüte füllen.

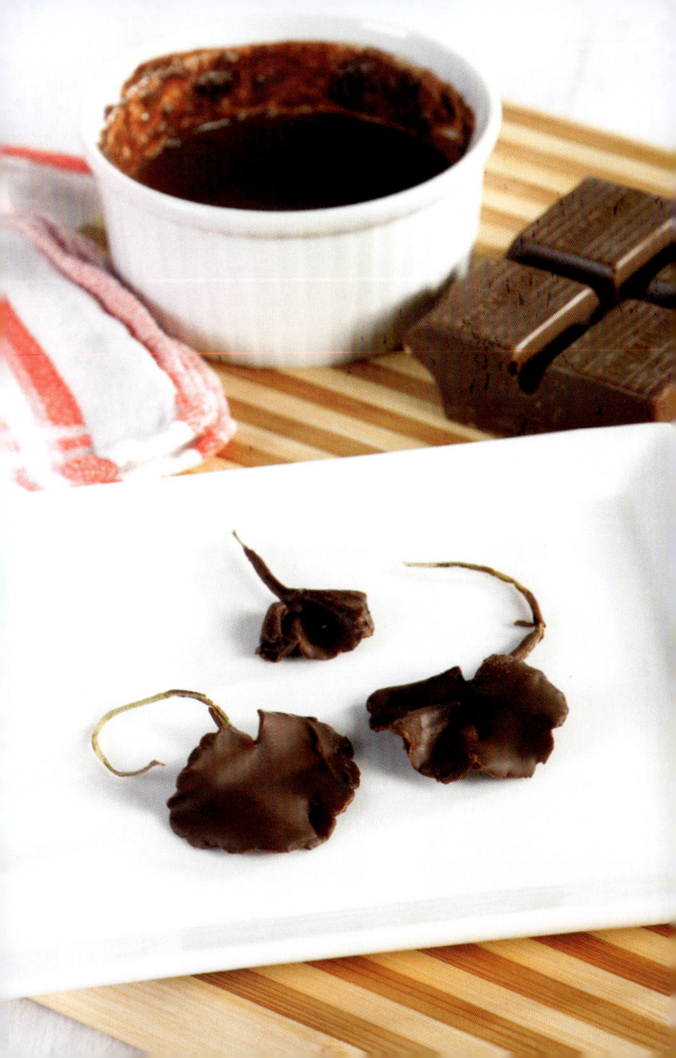

Schokoladen-Gundermann-Blätter

Zutaten für 18 Stück:
150 g Halbbitter-Kuvertüre
20 g Kokosfett
18 Gundermannblätter mit Stiel

Zubereitung:

1. Die Kuvertüre im Wasserbad schmelzen und mit dem Kokosfett vermischen.
2. Die Gundermannblätter am Stiel festhalten, in die Kuvertüre tauchen, abtropfen lassen und auf Butterbrotpapier auslegen.
3. Kühl stellen, bis die Schokolade ausgehärtet ist. Das Konfekt kann auch sehr gut als Dekoration verwendet werden.

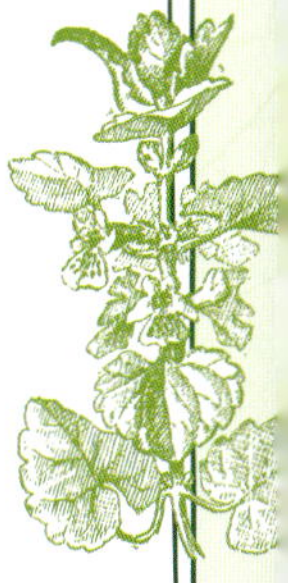

Lagerfeuer-Dessert

Zutaten:

pro Person 1 Banane (oder mehr)
10 Gundermannblätter pro Banane
3 Stückchen Zartbitterschokolade und
3 Marshmallows pro Banane

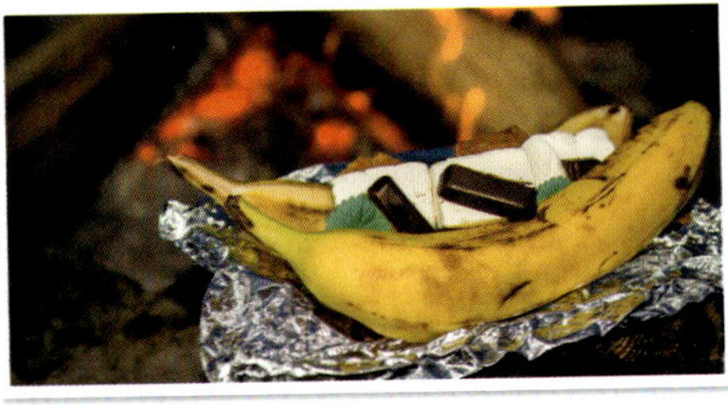

Zubereitung:

1. Die Bananen mit der Schale der Länge nach mit einem Messer einritzen und etwas aufbiegen, sodass sie aussieht wie ein Schiffchen. In den Bananenschlitz vorsichtig zuerst die Gundermannblättchen, dann die Marshmallows und die

Schokoladenstücke stecken. Dann die Bananen so weit es geht wieder zusammendrücken.

2. Nun die Bananen an den Rand der Glut legen, sodass die Schokolade schmilzt und mit den Gundermannblättern zusammen erwärmt wird. (Das Lagerfeuer sollte seinen Zenit schon überschritten haben, sodass die Bananen an die Glut gelegt werden können, ohne gleich schwarz zu werden.) Achten Sie darauf, dass die Unterseiten der Bananenschalen nicht aufgeritzt werden, sonst fließt die Schokolade heraus.
3. Wenn die Bananen außen fast schwarz sind, nimmt man sie mit zwei Holzstöckchen vorsichtig aus der Glut und lässt sie auf einem Stein oder Teller etwas auskühlen.
   Achtung: Die Bananen und die geschmolzene Schokolade sind sehr heiß! Erst wenn alles abgekühlt ist, die Bananen auslöffeln.

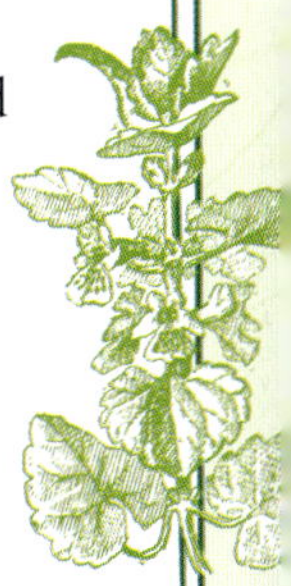

Astrologie und Pflanzenkunde

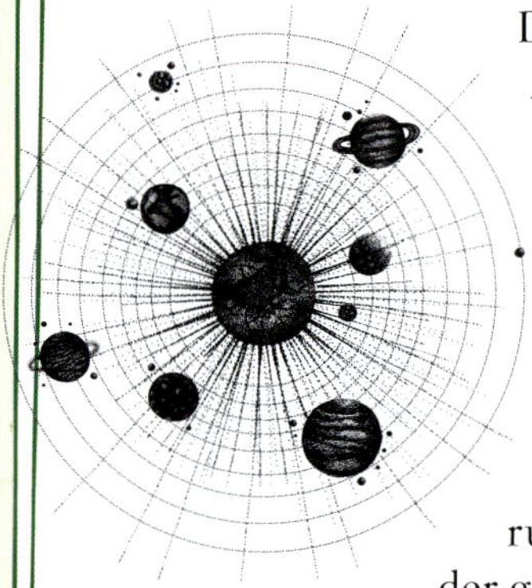

Die Verknüpfung der Astrologie mit der Pflanzenkunde spielt in unserer abendländischen Tradition schon von jeher eine wichtige Rolle. Nach Überlieferungen vertrat schon der griechische Weise Hermes Trismegistos die Auffassung, dass die Welt im Großen eine Spiegelung der Welt im winzig Kleinen ist: „Wie oben so unten, wie unten so oben." Ein Beispiel zur Veranschaulichung: Stellen Sie sich einen Planeten im Weltall vor, der von einem

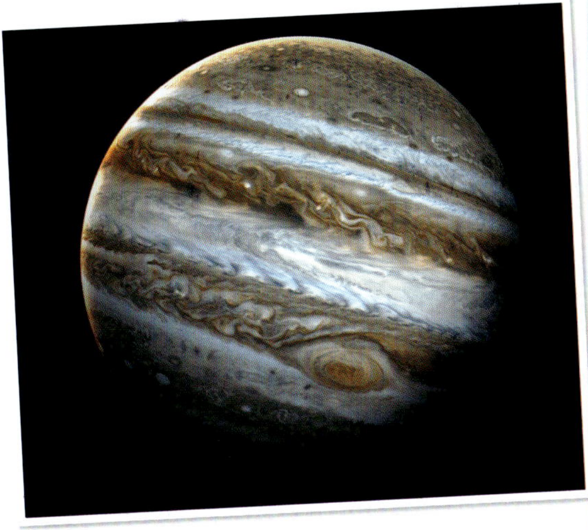

Jupiter

oder mehreren Monden begleitet wird. Dieses Bild gleicht einem Atom, das von Protonen und Elektronen umkreist wird.

Aber was bedeutet das für den Gundermann und seine Wirkung auf den Menschen?

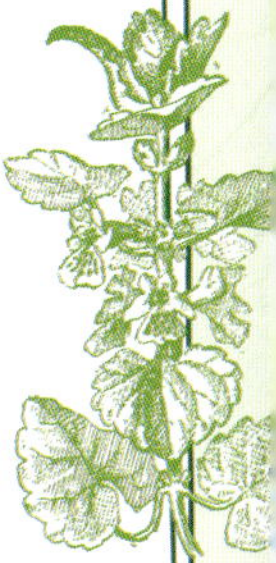

Der Gundermann steht unter der guten Schirmherrschaft von Jupiter und Venus. Die positiven Aspekte des Jupiters sind unter anderem die Freude am Leben, Erfolg und ein unbändiger Optimismus. Das sind die Tugenden, die uns der Gundermann lehren kann. Er ist so optimistisch, dass er seine Blätter den ganzen Winter über behält, mit dem Wissen, dass der Schnee ihm nichts anhaben kann. Er liebt die Ordnung, wie man gut an den sauber aufgereihten Blättern erkennen kann.

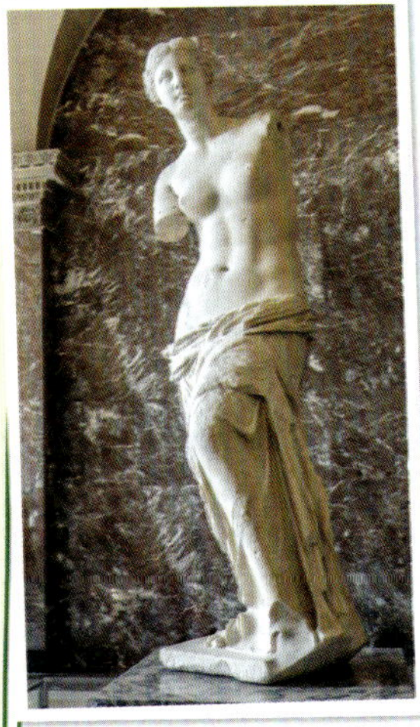

Das Einzige, das ihn aus der Ordnung bringen kann, ist seine Gefährtin – die schöne Venus. Sie sorgt für die Sinnesfreuden: Sie lässt den filigranen, blauvioletten Blütchen

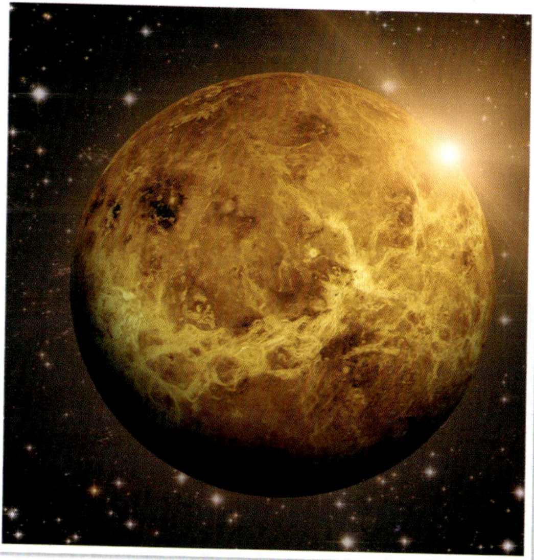

Venus

einen feinen Duft entströmen, der die schönsten Besucher, wie den Aurora- oder den Zitronenfalter, anlockt. So kann sie die Ordnung mit bunten Farben und angenehmen Düften etwas weniger streng halten.

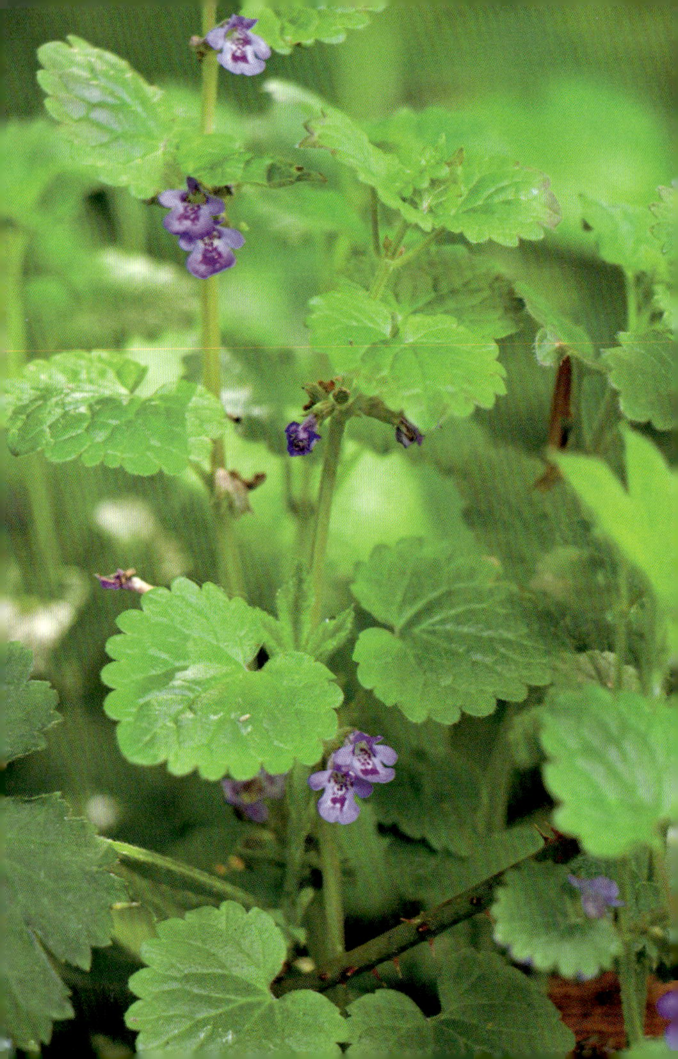

Glaube mir,
ich habe es erfahren,
du wirst ein Mehreres
in den Wäldern finden
als in den Büchern;
Bäume und Steine
werden dich lehren,
was kein Lehrmeister
dir zu hören gibt.

Bernhard von Clairvaux
(1091–1153)

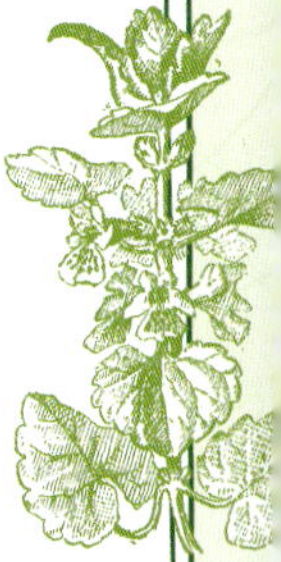

Genehmigte Lizenzausgabe
tosa GmbH
Industriestraße 19
64407 Fränkisch-Crumbach 2024
www.tosa-verlag.de

Idee und Projektleitung: Sonja Sammüller
Layout, Satz und Umschlaggestaltung:
design cat GmbH

ISBN 978-3-86313-078-7

Druck und Bindung in der EU
POLYGRAF PRINT spol. s r. o.
Čapajevova 44
08001 Prešov, Slowakei
www.polygrafprint.sk

Bildnachweis:
Shutterstock: A3pfamily 39; Anna Gratys 9; arigato 16, 17, 22, 29, 30, 49, 53; Bildagentur Zoonar GmbH 23; Blizniuk Daria 46; BUSINESS-CREATIONS 27; Cat_arch_angel U1; Cora Mueller 19; decoplus 17; DemianM 26; Dn BR 2-64; Evgeniy Kalinovskiy 25; FreeBirdPhotos 53; geraria 3, 5, 7, 11, 12, 18, 20, 24, 26, 30, 41, 58; GoodStudio 58; Ingrid Balabanova 48; Jay Ondreicka 56; Juliette Mages 50; Madeleine Steinbach 21; MADDRAT 2-64; Manfred Ruckszio 16; Marina Lohrbach 40; Martin Fowler 4; Miroslav Hlavko 6; Monkey Business Images 33; Morphart Creation 2-64; Neamov 38; Oksy001 35; Prepperka 7; Przemyslaw Muszynski Cover, 1; pryzmat 60; spline_x 28; svrid79 25; TwilightArtPictures 43; Vadim Sadovski 59

Alle weiteren Bilder von design cat GmbH